CONTRIBUTION A L'ÉTUDE

DE

LA TRÉPANATION

DANS LES

LÉSIONS TRAUMATIQUES DU CRANE

PAR

Charles-Léon COLONNA CECCALDI,

Docteur en médecine de la Faculté de Paris,

PARIS

OCTAVE DOIN, LIBRAIRE-EDITEUR

8, PLACE DE L'ODÉON.

1877.

CONTRIBUTION A L'ÉTUDE

DE

LA TRÉPANATION

DANS LES

LÉSIONS TRAUMATIQUES DU CRANE

PAR

Charles-Léon COLONNA CECCALDI,

Docteur en médecine de la Faculté de Paris.

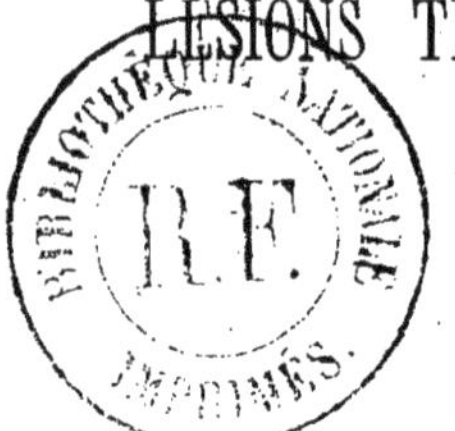

PARIS

OCTAVE DOIN, LIBRAIRE-EDITEUR

8, PLACE DE L'ODÉON.

1877

CONTRIBUTION A L'ÉTUDE

DE

LA TRÉPANATION

DANS LES

LÉSIONS TRAUMATIQUES DU CRANE

I.

Tout le monde sait combien depuis 1870 l'étude de la physiologie du cerveau a fait faire de grands progrès à la pathologie de cet organe.

Avant cette époque, il y avait un désaccord absolu entre les résultats obtenus par les expériences des physiologistes et les observations fournies par la clinique.

D'un côté, la physiologie affirmait que l'écorce cérébrale n'était pas excitable et elle prouvait ce qu'elle avançait, à l'aide de nombreuses expériences, disant :

« Que la substance corticale jouit dans toutes les parties, des mêmes propriétés et qu'elle ne joue aucun rôle dans la production des mouvements » (1).

(1) In contributions à l'étude des localisations dans l'écorce des hémisphères du cerveau. Charcot et Pitres (Revue mensuelle, janvier, 1877).

En face de ces affirmations, la clinique publiait quelques observations dans lesquelles, une lésion de l'écorce cérébrale avait déterminé des troubles de la motilité.

C'est alors que Bouillaud (1) et Dax (2) appelèrent l'attention sur l'existence d'une lésion de l'hémisphère gauche et jamais du droit dans les troubles de la parole consécutifs aux lésions cérébrales.

Cette opinion, que Bouillaud défendit pendant plus de trente ans, rencontra d'ardents adversaires.

Mais plus tard, en 1861, M. Broca (3) eut l'occasion d'observer, à l'hôpital de Bicêtre, deux faits très-intéressants de perte de la parole, dont il a publié le compte-rendu dans les Bulletins de la Société anatomique. De l'observation de ces deux malades et de l'étude attentive des lésions trouvées à l'autopsie dans leur cerveau, il est résulté pour M. le professeur Broca cette conviction, énoncée par lui de la façon la plus formelle, que le siége de la faculté du langage articulé résidait dans la seconde et surtout dans la troisième circonvolution frontale du lobe antérieur gauche du cerveau.

Ainsi M. Broca établissait, et les faits recueillis dans la suite n'on fait que confirmer son affirmation, que le siége de la parole résidait dans la troisième circonvolution frontale du côté gauche.

Mais malgré cela, les physiologistes continuaient à soutenir ce qu'ils avaient avancé et prouvaient de nouveau par leurs expériences que l'écorce cérébrale était inexcitable.

Ce n'est qu'en 1870 que MM. Fritsch et Hitzig (4) démontrèrent, à la suite d'expériences, que le cerveau était excitable, que son irritation expérimentale produit des mouvements et,

(1) Bouillaud. — Communications à l'Académie de médecine, 1839, 1848, 1865.

(2) Dax. — Lésions de la moitié gauche de l'encéphale, coïncidant avec l'oubli des signes de la pensée (Gaz. heb., 1865).

(3) Sur le siége de la faculté du langage articulé avec deux observations d'aphémie par M. Broca, 1861.

(4) G. Fritsch und Ed. Hitzig. — Uber die elektrische Erregbarkeit Gosshans. Reichert und du Bois-Reymond's Archiv., 1870.

peu après, M. Ferrier (1) alla même plus loin et crut pouvoir localiser les points dont l'activité amène tel ou tel mouvement déterminé.

Nothnagel, Schiff, Braun, Eckhard, Carville et Duret firent aussi, et bientôt après, des recherches sur l'excitabilité de l'écorce cérébrale et ils arrivèrent à peu près tous à des conclusions analogues, disant :

« Que les circonvolutions situées auprès du sillon de Rolando chez le singe, autour du sillon crucial chez le chien, le chat, etc., possèdent une zône dont l'excitation détermine des mouvements localisés dans le côté opposé du corps et dont la destruction produit des troubles particuliers des mouvements volontaires et même des paralysies persistantes, tandis que si l'on porte les réophores ou si l'on pratique la lésion à quelques millimètres plus loin, sur les circonvolutions voisines, on n'obtient aucune manifestation motrice. » (2).

On comprend facilement que la publication des résultats obtenus par ces savants expérimentateurs, dont je n'ai pu que citer très-rapidement la découverte, devaient tenter les médecins. C'est ce qui arriva ; et profitant des connaissances acquises par l'expérimentation (3), et par les récents travaux de MM. Charcot et Pitres, la médecine les appliqua à éclairer la pathogénie des lésions superficielles du cerveau et à rendre le diagnostic de ces lésions plus précis.

La chirurgie n'avait pas encore profité de ces découvertes.

(1) Ferrier. — Experimental researches in cerebral physiology and pathology (West riding asyl. med. rep., 1873).

(2) Charcot et Pitres. — Loc. cit., p. 5.

(3) Hughlins Jackson. — Clinical and physiological Researches on the Nervous system (London, 1875).

Lépine. — De la localisation dans les maladies cérébrales (Thèse d'agrég., 1875).

Charcot. — Leçons sur les localisations dans les maladies du cerveau, recueillies par M. Bourneville (Progrès médical, 1876).

Landouzy. Thèse Paris, 1876. Contributions à l'étude des convulsions et paralysies liées au méningo-encéphalite fronto-pariétales.

Les chirurgiens ne songeaient pas à en faire des applications pratiques, et cependant la première tentative de localisation avait été faite par M. Broca. Jamais personne n'avait contredit l'énoncé de sa proposition que tous les traités reproduisaient, et dont la vérité avait été si bien démontrée que personne n'avait même songé à la discuter.

C'est qu'en chirurgie, il est de toute nécessité qu'une découverte nouvelle soit bien établie et que son intérêt pratique soit bien démontré. Les anthropologistes avaient bien déterminé les rapports du crâne et du cerveau ; les travaux de MM. Broca, Ferdinand Heftler, Bischoff, Turner, Ferre, etc., ont complété les notions relatives aux localisations cérébrales, et alors seulement quelques chirurgiens ont appliqué à la clinique le résultat des recherches expérimentales, et la science a pu enregistrer quelques cas des plus heureux.

Nous allons voir dans quelles limites la localisation cérébrale a pu aider les applications de trépan.

II.

Ce qui avait arrêté les chirurgiens, c'est que les expériences
tendant à démontrer que, tel point de l'écorce cérébrale étant
excité, un mouvement doit se produire, mouvement qui sera
toujours le même, n'étaient pas bien évidentes.

Je n'ai pas la prétention de discuter les résultats acquis, d'une
façon plus ou moins certaine, par la physiologie expérimentale ;
je dis un mot seulement sur les travaux les plus autorisés qu'il
m'a été donné de lire et je me vois forcé d'avouer que la valeur
de ces résultats ne me semble pas établie d'une façon absolument
définitive.

Ainsi M. Onimus, dans les *Comptes-rendus de la société de
biologie* (1876) dit et prouve que les expériences faites à l'aide
de l'électricité, doivent être soumises à une révision complète.
Hermann (1), qui a fait des travaux sur le même sujet en colla-
boration avec les docteurs Borosnyai, Luchsenger, Steger, Per-
talozzi, émet le même avis que M. le Dr Onimus.

En plus, M. Bochefontaine, dit dans son travail intitulé :
*Etude expérimentale de l'influence exercée par la faradisation
de l'écorce grise du cerveau sur quelques fonctions de la vie orga-
nique* (2), que d'après ses expériences plusieurs points de la
couche externe du cerveau, éloignés les uns des autres, répondent
à la faradisation par un même phénomène ; d'autre part un
de ces points y répond par des phénomènes variés et même de
nature différente, les uns volontaires, les autres involontaires.
Aussi avec MM. Schiff, Vulpian, Brown-Sequard, il considère
ces résultats comme des phénomènes d'ordre réflexe. Il a même

(1) Hermann. — Ueber electrische Reiversuche an den Grosshirn-
rinde. (Pflügers Arch. Bd X, Heft 2 et 3, p. 77).

(2) Archives de physiol. norm. et pathol. (p. 140, 1876).
Revue des sciences médicales (IX, p. 35).

présenté à la Société de biologie avec M. Vulpian des exemples de chiens, chez lesquels on a pu détruire expérimentalement la portion qui serait le centre des mouvements volontaires des membres, sans observer de paralysie.

Les expériences qui avaient été faites par abrasion de la substance grise, présentaient toutes les garanties désirées et continuaient à conserver toute leur valeur, bien que l'on ne fût pas absolument d'accord sur la signification de leurs résultats (1).

(1) Pozzi. — Des localisations cérébrales et des rapports du crâne avec le cerveau au point de vue des indications du trépan.
Archives générales de médecine (Avril 1877).

C'est par la connaissance des symptômes produits par certaines lésions de l'écorce cérébrale, que quelques chirurgiens ont été amenés à affirmer que le symptôme existant, l'endroit où se trouvait la lésion dans l'écorce cérébrale était connu, et que dès lors on arriverait facilement à agir sur cette lésion en appliquant une couronne de trépan.

Les observations de MM. Proust et Terrillon d'un côté, celle de M. Lucas-Championnière de l'autre, observations sur lesquelles je me propose de revenir assez longuement, ont soulevé de nombreuses discussions et ont surtout inspiré, à l'un d'eux, quelques réflexions que je ne puis passer sous silence.

Dans un article publié par M. Lucas-Championnière dans le *Journal de médecine et de chirurgie pratiques* (février 1877, p. 56 et suiv.), il me semble trouver des principes qui ne sont pas absolument en parfait accord avec les observations que j'ai pu recueillir.

Ainsi qu'il le dit lui-même, M. Lucas-Championnière a eu pour point de départ dans ses études sur l'emploi des localisations cérébrales, pour guider l'application du trépan, l'observation suivante.

Il s'agit du succès obtenu après une application de trépan sur un sujet qui avait eu *dès le début* une paralysie d'une partie des muscles du membre supérieur droit et de l'aphasie. Chez cet homme, qui n'avait pas de signes certains de fracture (pas de plaie), la trépanation faite presque au hasard, en vue d'une lésion de l'hémisphère gauche, réussit pleinement. Un fragment de table interne ayant été extrait, avec peine, de la dure-mère, les accidents cessèrent peu à peu, et le malade guérit complètement.

Voici la réflexion de l'auteur sur cette observation : « Puisque l'on avait réussi ici, en marchant au hasard, on trépanerait bien plus utilement lorsqu'on profiterait des notions de la localisation. »

Dans ce même article, et quelques lignes plus loin, l'auteur ajoute : « Mais ce qu'il faut se rappeler surtout, parce qu'on peut utiliser ces notions même sans bien connaître ses localisations cérébrales, c'est que la région du crâne qui correspond *aux centres moteurs* de l'écorce est *très-étroite*, si bien qu'à la rigueur en arrivant simplement au *milieu de cette région*, c'est-à-dire sur le milieu de la ligne Rolandique, l'opérateur serait encore précieusement guidé. Toujours plusieurs centres sont compris à la fois, ce qui rend plus juste encore cette affirmation. »

Suivent les règles que l'auteur donne pour retrouver les points de repère.

Je place ici une observation très-curieuse que je dois à l'amabilité de M. Bourdon, médecin à la Charité, qui prépare un travail sur les localisations.

OBSERVATION I (inédite).

Il s'agit d'un homme qui, après avoir fait une chute sur la région frontale, entre à l'hôpital.

Pendant plusieurs jours il se porte bien, pas de troubles de l'intelligence, pas de lésions dans les membres. Quelques jours plus tard, il est pris assez subitement de paralysie des deux bras. Voilà qui indique une lésion des centres moteurs ; on ne trépane point le malade qui du reste est mort très-rapidement.

A l'autopsie, on trouve deux lésions, une sur l'hémisphère droit, une sur l'hémisphère gauche. Mais où siégeaient ces lésions ? Les symptômes ayant été les mêmes pour les deux membres supérieurs, on pourrait croire que sur les deux hémisphères la lésion était en deux points d'un même diamètre perpendiculaire au plan de la scissure inter-hémisphérique. Il n'en était rien.

On trouvait à droite un point très-limité et très-superficiel de méningo-encéphalite siégeant au niveau de la partie supérieure de la circonvolution frontale ascendante, tout près de la partie supérieure de la scissure frontale supérieure, et à gauche un point, petit aussi, toujours de méningo-encéphalite, mais siégeant au niveau du 1[3 antérieur de la scissure interpariétale et juste à cheval sur cette scissure.

Que serait-il arrivé dans ce cas si on avait trépané ? Il aurait fallu appliquer le trépan à droite et à gauche. Je suppose même que l'on soit tombé, en appliquant la première couronne, sur la lésion siégeant au côté où l'on opérait, et cependant ni l'une ni l'autre des lésions n'était située au centre de la région qui correspond au centre moteur qui préside aux mouvements du bras. Mais je suppose, comme je l'ai dit tout à l'heure, que l'on soit tombé juste. Il serait arrivé fatalement, il me semble, qu'on en aurait fait autant du côté opposé et, à moins d'enfreindre toutes les règles, on aurait appliqué la couronne de trépan en un point symétrique à celui du côté opposé. Une fois la couronne de trépan enlevée, on aurait trouvé les méninges absolument saines. Pour arriver sur la lésion, il aurait fallu appliquer un bon nombre de couronnes.

Je sais que l'on a dit que la couronne n'ayant généralement que 18 millimètres de diamètre, il était possible d'en mettre plusieurs; je ne crois pas qu'on puisse le faire impunément, et l'on doit gravement compromettre la vie de l'opéré.

Cette observation nous montre que dans ce cas où nous avions des lésions de la motilité, les indications données par les localisations ne pouvaient nous servir à rien dans l'application du trépan si la chose eût été nécessaire.

Je crois qu'il en est bien souvent de même et pour le prouver, avant de citer les observations inédites que j'ai pu avoir, je vais résumer les deux observations de MM. Proust et Terrillon, et de M. Lucas-Championnière.

OBSERVATION II (1).

Enfoncement de la bosse pariétale gauche. Hémiplégie faciale droite. Monoplégie brachiale droite. Aphasie. Trépanation. Diminution instantanée des accidents après l'opération. Leur disparition ultérieure. Guérison.

Le sujet de cette observation est un jeune homme de 19 ans qui, dans une rixe avec des soldats, reçut, le 8 octobre dernier, sur le côté gauche de la tête, un violent coup de sabre-baïonnette. Presque immédiatement une quantité de sang assez abondante s'était écoulée, et, quelques instants après, le malade avait perdu connaissance pendant un quart d'heure environ.

Le lendemain il eut une nouvelle perte de connaissance qui dura également fort peu de temps. Il eut, pendant toute la journée, un peu d'étourdissement, de la lourdeur de tête, mais sans éprouver aucun trouble dans les mouvements ni dans la parole. Ce furent les seuls accidents observés. Le malade avait été conduit à Mazas. Là on avait rasé le cuir chevelu avec soin, et un pansement simple fut appliqué sur la plaie. Il n'y eut aucune fièvre, pas de céphalalgie, et, le 17, quand il quitta la prison, il était dans un état tout à fait satisfaisant. Ce ne fut que le 19 ou le 20 octobre, c'est-à-dire onze ou douze jours après l'accident, qu'apparurent les phénomènes dont M. Proust constata l'existence lors de l'entrée du malade dans son service de l'hôpital Saint-Antoine, le 24 octobre.

Il commença par avoir de la peine à trouver ses mots ; l'embarras de la parole alla successivement en augmentant, la main droite perdit sa force ; mais, d'après son récit, il n'eut que très-peu de douleurs de tête, pas de vomissements, aucune convulsion et pas de contracture.

La parésie du membre supérieur droit, l'hémiplégie faciale, l'aphasie allèrent progressivement en augmentant. Ce furent les trois seuls phénomènes symptomatiques d'origine nerveuse que constata M. Proust, le premier jour où il vit le malade.

La localisation de la paralysie siégeant du côté opposé à la plaie du cuir chevelu faisait évidemment admettre l'existence d'une compression ou d'une irritation quelconque sur un point de la surface du cerveau en rapport avec le pariétal, et comme les phénomènes ne s'étaient manifestés que plus de dix jours après l'accident, il y avait lieu de penser que la compression ou l'irritation était le résultat

(1) Académie de médecine, 28 novembre 1876.

d'un travail inflammatoire secondaire provoqué lui-même par un enfoncement du crâne.

Une intervention chirurgicale ayant été jugée nécessaire, M. Proust appela en consultation son collègue, M. le Dr Terrillon, qui, après exploration de la plaie préalablement agrandie par une large incision, constata un enfoncement de forme quadrilatère, à bords nets, d'une étendue d'un centimètre carré et demi environ.

L'application d'une couronne de trépan, faite par M. Terrillon, en arrière et au-dessus de la partie enfoncée et empiétant légèrement sur elle, permit de saisir les fragments enfoncés et d'enlever avec un élévateur et des pinces trois fragments assez gros et plusieurs autres plus petits. Au moment où le fragment le plus profond fut enlevé, quelques gouttes de pus mêlées de sang s'écoulèrent. Heureusement la dure-mère n'était pas perforée.

L'opération était à peine terminée, le malade n'était pas encore pansé, que l'on put constater dans son état une amélioration évidente, presque instantanée. L'hémiplégie faciale n'était pas très-sensiblement diminuée, mais la parésie du bras était beaucoup moins intense ; les troubles paralytiques avaient très-certainement diminué d'une manière très-appréciable. Il en était de même de l'aphasie. Le malade trouvait ses mots facilement ; l'hébétude avait presque complètement disparu.

Le jours suivants, l'état général fut satisfaisant, l'hémiplégie de la face, du bras et l'aphasie allèrent graduellement en diminuant ; il n'y eut pas de fièvre ; on ne constata aucun trouble réactionnel.

Sauf une poussée érysipélateuse, qui donna pendant quelques jours de l'inquiétude, l'amélioration n'a cessé de progresser ; la parole est aujourd'hui complètement revenue, il n'y a plus trace d'aphasie. Le bras droit a repris son adresse et sa force à peu près normales ; la déviation du côté droit de la face est devenue presque imperceptible. La plaie elle-même est presque cicatrisée.

Dans les considérations dont M. le Dr Proust a fait suivre son intéressante observation, il relève surtout l'importance de ce fait au point de vue de la physiologie de l'organe cérébral.

En rapprochant les symptômes observés chez le malade des résultats d'expériences entreprises sur le cadavre, (de manière à préciser d'une façon presque mathématique quel était le point des circonvolutions cérébrales qui avait été directement atteint, l'auteur est arrivé à la conclusion que, chez son malade, la partie enfoncée laissait presque certainement la circonvolution parié-

tale ascendante gauche dans sa partie moyenne et qu'elle inté-
ressait, probablement par troubles nutritifs de voisinage, la
circonvolution frontale ascendante, les deuxième et troisième
circonvolutions frontales ; de là un certain degré d'aphasie,
une hémiplégie faciale droite et une monoplégie brachiale
droite. L'éloignement de la cause a produit presque instan-
tanément la diminution des divers symptômes qui, aujour-
d'hui, ont à peu près entièrement disparu.

Cette observation vient-elle plaider en faveur de la théorie
des localisations cérébrales dans ses applications à la chirurgie ?
Je ne le crois pas et je ne puis voir dans cette observation autre
chose qu'un très-beau et très-heureux cas de trépanation chez
un individu qui avait un enfoncement du crâne ayant occasionné
des accidents tardifs. M. Terrillon a suivi les données classiques
et a opéré au niveau de l'enfoncement qu'il avait préalablement
cherché à l'aide d'une large incision.

MM. Proust et Terrillon ont pu par la suite, à l'aide de recherches nombreuses, déterminer très-exactement la circonvolution qui était atteinte ; c'était la pariétale ascendante à la hauteur de la seconde circonvolution frontale. Ce point se trouve
bien correspondre, assez sensiblement au centre moteur des
membres supérieurs, mais il est bien éloigné de celui dont la
lésion produit la paralysie faciale et l'aphasie. Ces derniers symptômes existaient chez le blessé et n'ont cependant pas porté le
chirurgien à multiplier le nombre de ses couronnes dans la direction indiquée par la théorie. M. Terrillon s'en est absolument
tenu aux indications données par les anciens et a agi d'après les
signes fournis par la lésion externe.

Je puis faire les mêmes réflexions à propos de l'observation de
M. Lucas-Championnière. Cette observation se trouve longuement et avec tous les détails dans la thèse du docteur Paris
(6 juillet 1876). Je n'y prends que le passage relatif à l'opération.

« Me fondant sur l'analyse des symptômes précédents (traces
d'un coup au niveau de la bosse pariétale gauche), j'examine le
crâne ; sur le côté gauche de la tête rasée je vois une petite plaie
de 1 cent. 1[2 environ parfaitement sèche ; étant donné qu'il y

avait des accès épileptiformes en même temps que de l'hémiplégie du membre supérieur droit, je suppose l'existence
d'une fracture de la table interne avec esquilles et épanchement sanguin comprimant et irritant le cerveau et ses membranes. Je me décide alors à pratiquer la trépanation. J'incise
la peau juste autour de la petite plaie ; je trouve une fente sur
l'os.

Je détache le périoste et je constate qu'il existe en avant un
enfoncement du crâne. La dépression est peu considérable,
mais les fragments sont multiples et solidement enchevêtrés les
uns sur les autres. Je fais une incision de façon à former un demi
T et je découvre *tout le foyer de la fracture* ; je rugine avec soin
et j'applique le trépan de façon à laisser un pont de 1 milli-
mètre *à peine* entre la couronne et le foyer. N'ayant pu y réussir,
j'enlève avec un davier le petit pont osseux et les fragments. Je
vois, au fond de la plaie, du sang épanché sur les méninges. Dans
ce sang, une esquille détachée, qui semble implantée dans la
dure-mère. On a eu de la peine à enlever l'esquille.

Guérison complète.

On voit dans cette observation que, pour opérer, M. Lucas-
Championnière a d'abord *cherché la plaie,* sans s'occuper de localisation cérébrale, qu'il a incisé au niveau de la plaie et que
sa couronne de trépan a été appliquée au niveau du point où il
a trouvé le foyer de la fracture ou au moins à une distance mi-
nime. Je crois qu'ici aussi le rôle joué par la localisation a été
d'une bien petite importance et qu'il ne faudrait pas en faire un
argument en sa faveur. M. Pozzi (1) a publié dernièrement quelques réflexions qui lui ont été inspirées par ces deux observations et il dit :

« Dans l'une et l'autre de ces deux observations, il y a indication évidente de trépaner , d'après les idées habituellement
reçues.

« Dans l'une et l'autre, l'opérateur est guidé par une plaie, bien
plus, par une fracture.

(1) Pozzi. — Loc. cit., p. 38 du tirage à part.

« Dans l'une et l'autre, enfin, les notions relatives à la topographie et aux localisations cranio-cérébrales, qui sont devenues le complément instructif de l'observation, n'ont été d'aucun secours réel pour l'indication thérapeutique.

« Si elles se sont offertes à l'esprit de [l'opérateur au moment où il allait appliquer la couronne, elles n'ont pu que corroborer des éléments d'appréciation déjà suffisants par eux-mêmes. »

Du reste, les deux observations précédentes et les réflexions dont elles étaient suvies ont été soumises à une commission nommée par l'Académie de médecine et composée de MM. Bouillaud, Charcot, Colin, Broca et M. Gosselin rapporteur.

Dans son rapport, M. Gosselin fait bien remarquer que dans le cas de M. Proust et Terrillon, ce ne sont pas des convulsions qui ont été observées, mais bien des paralysies. Il ne croit pas avec les auteurs de l'observation que cette paralysie était le résultat d'une compression ou d'une irritation.

« Or, une compression, dit-il, aurait dû produire son effet paralysant de suite, et non pas douze jours plus tard ; et puis, n'est-il pas probable que la compression portée au point de donner une paralysie aurait produit une déchirure de la substance nerveuse, et qu'en conséquence, la guérison qui suppose la réparation du tissu nerveux, ou tout au moins la formation de nouveaux centres moteurs, ne se serait pas faite aussi rapidement? L'irritation dont parlent nos auteurs, c'est-à-dire sans doute l'inflammation au niveau du point comprimé, me paraîtrait plus admissible. Mais je me demande alors pourquoi cette irritation ou inflammation aurait occasionné une paralysie et non pas des contractures ou des convulsions, comme dans les expériences de M. Ferrier, et dans les faits cliniques de MM. Charcot, Landouzy et d'autres.

« Il y a là, convenons-en, une obscurité. Nous sommes loin d'en accuser les auteurs ; elle tient à la nature même du sujet.

« En pathologie cérébrale, nous ne déterminons pas rigoureusement les lésions qui, occupant un même point de l'encéphale, produisent tantôt la disparition, tantôt la surexcitation des mouvements, et trop souvent nous sommes obligés de nous en tenir sur ce point à des hypothèses approximatives. En pathologie chirurgicale, encore plus qu'en pathologie médicale, nous sommes incapables de décider, d'après les symptômes fonctionnels, si la lésion traumatique en présence de laquelle nous sommes, ou croyons être est superficielle ou profonde, si c'est une déchirure ou si ce n'est qu'un aplatissement, si la méningite que nous redoutons empruntera sa gravité à la lésion seulement, ou si elle ne l'empruntera pas aux conditions nouvelles qui résultent de l'ouverture du crâne. Si nous avons fait cette remarque, c'est que nous voulions en préparer une autre. Nos auteurs s'applaudissent d'avoir pratiqué l'opération du trépan, et nous croyons qu'en effet ils ont sagement agi en la pratiquant. Mais pourtant ils ne savent pas exactement à quoi ils ont remédié, et ils ne peuvent pas être certains que la lésion du cerveau qui produisait la paralysie n'aurait pas pu à la rigueur disparaître spontanément et sans l'opération (1). »

Les observations suivantes donnent bien raison à M. le professeur Gosselin.

C'est une observation publiée par M. Brown-Sequard (2).

OBSERVATION III.

Il s'agit d'un malade qu'il a soigné à New-York et qui présentait une hémiplégie droite avec aphasie. Ce malade vient à lui après avoir été soigné par deux autres médecins qui avaient appliqué une couronne de trépan au niveau de la troisième circonvolution frontale gauche ; au-dessous de la couronne, ils trouvèrent la dure-mère si absolument saine qu'ils n'osèrent pas inciser.

M. Broun-Sequard, bien étendu, n'enlève pas de couronne et le malade guérit. Il ajoute, dans cette lettre à la Lancette de Londres, qu'il a vu souvent des lésions de la zône motrice exister

(1) Gosselin. Rapport lu à l'Académie de médecine, séance du 3 avril 1877, p. 367.

(2) Brown-Séquard. — The localisation, of the functions of the Brain appled to the use of the trephine (Correspondence, The Lancet, juillet 1877, p. 107).

sans donner lieu à aucun symptôme et réciproquement et il ajoute même qu'il a eu des cas ou la lésion de la zône motrice était *très-étendue* et où il n'y avait cependant ni paralysie,ni convulsions. L'auteur termine sa lettre en disant : J'espère qu'aucun chirurgien ne se fondera sur un signe aussi peu certain qu'une paralysie pour ouvrir le crâne, car la lésion pourrait siéger trèsloin et se trouver même du côté opposé; il ne trépanera que lorsque les procédés classiques lui indiqueront le lieu précis de la lésion, et n'exposera pas son malade inutilement à la septicemie.

La septicémie, en effet, arrive assez souvent dans les cas de plaies du crâne qui font communiquer l'ancéphale avec l'extérieur. Je retrouve dans mes notes, l'observation d'un homme qui entra à la Charité dans le service de M.le professeur Gosselin, le malade s'était tiré un coup de feu à la partie médiane du front; il présentait un refoulement de la table externe, le projectile était resté dans une cavité qui semblait être le sinus. On retira des esquilles après application de trépan. Quinze jours après, frisson, toux, mort le 20ᵉ jour après la blessure. A l'autopsie on trouve de nombreux abscès métastatiques surtout dans le poumon.

OBSERVATION IV.

J'ai trouvé cette observation dans le Bulletin de la Société de chirurgie (1); elle est rapportée par M. Alph. Guérin, à propos d'une discussion sur le trépan.

J'avais dans mon service, dit M. Guérin, un enfant présentant des fractures multiples des membres ; on observait, en plus, une plaie de la région temporale droite avec gonflement notable. L'état général était grave, et dès le second jour nous constations du délire et des convulsions. Les avis étaient partagés sur l'existence d'un enfoncement ; je restai pour ma part dans le doute et je n'appliquai pas le trépan. Tous les accidents ont cessé et le malade a guéri.

M. A. Guérin présenta ce malade à la Société et on a pu constater, alors même, c'est-à-dire, assez longtemps après la gué-

(1) 2ᵉ série, t. VIII, p. 142.

rison, que ce jeune homme présentait toujours un enfoncement considérable du crâne.

Dans la même séance, l'auteur cita l'observation d'un autre blessé qui avait présenté tous les signes d'une fracture de la base du crâne avec accès convulsifs. Il ne trépana point, et le malade a guéri.

OBSERVATION V.

Cette année même, il y a à peine un mois, août 1877. M. Berger a lu, à la Sociéte de chirurgie, l'observation d'un enfant qui avait eu un enfoncement considérable du pariétal droit, suivi immédiatement de troubles cérébraux, de convulsions épileptiformes généralisées, de coma, accidents qui ne tardèrent pas à se dissiper, sans laiser absolument aucune trace des troubles de l'intelligence et des troubles de la motilité.

Dans cette circonstance et malgré l'existence d'une plaie, sur les conseils de M. le professeur Gosselin, M. Berger ne s'est pas cru autorisé à appliquer le trépan et le malade a guéri.

OBSERVATION VI.

MM. Bourdelay et de la Quennerie, médecins de marine, ont publié en 1876, à la Société de chirurgie, l'observation suivante.

Un marin, âgé de 22 ans, fut arrêté comme déserteur. Au moment d'arriver au fort, il se tira un coup de revolver dans la tête. Il ne perdit pourtant pas connaissance et fut immédiatement transporté à l'infirmerie, où les chirurgiens constatèrent l'état suivant : a 2 centimètres au-dessous du rebord orbitaire inférieur droit et à 7 centimètres du pavillon de l'oreille, existait une plaie taillée comme à l'emporte-pièce. Il y avait, en outre, une bosse sanguine et un œdème palpébral. Un stylet introduit dans la plaie pénétra jusqu'à une profondeur de 5 à 6 centimètres sans rencontrer ni corps étranger ni esquille. La sensibilité et la motilité étaient intactes.

Le lendemain, 11 décembre, douleur intense avec hyperalgésie du côté droit de la tête; issue de matière cérébrale par la plaie; pas d'esquilles.

Le 12. Diminution de la bosse sanguine, léger mouvement fébrile, un peu d'agitation pendant la nuit.

Le 13. L'hyperalgésie a augmenté; accès de fièvre prolongé. Je dois dire que ce malade avait eu avant des fièvres intermittentes.

Le 14. Sommeil nul, cris, agitation ; on administre le sulfate de quinine.

Le 15. Amélioration générale.

Les 16, 17 et 18 décembre. Le mieux s'accentue ; la matière cérébrale a complètement cessé de s'écouler.

La marche de la plaie est dès lors des plus simples. Le 1ᵉʳ janvier la cicatrisation est complète, et, le 15, le blessé quitte l'ambulance complètement guéri.

M. le professeur Verneuil, qui eut à faire un rapport sur cette observation, approuve la conduite des chirurgiens qui s'étaient abstenus de rechercher le projectile.

J'ai cité cette observation pour donner un exemple d'une plaie de tête avec fracture du crâne et issue de matière cérébrale ayant guéri sans que l'on soit allé à la recherche du projectile ; on a sans doute évité, en agissant avec cette louable prudence, des accidents redoutables.

OBSERVATION VII.

Fracture communicative du crâne avec enfoncement.
Hémiplégie des membres seulement. Trépanation, par M. Moutard-Martin, interne des hôpitaux.

Ler..., Jules, 18 ans, charretier, entre le 27 novembre dans le service de M. Gosselin, à 9 heures du matin. Il vient de lui tomber une tuile sur la tête, et le doigt introduit par la plaie faite aux téguments, qui est longue de 6 centimètres environ, fait constater une fracture avec enfoncement. Ler... ne répond pas aux questions qu'on lui adresse, mais les signes qu'il fait permettent de voir qu'il les comprend. Ses pupilles sont égales et contractiles, ni resserrées ni dilatées. Aucune paralysie du côté de la face. Du côté droit du corps, au contraire, les membres retombent lorsqu'on les soulève ; le malade qui serre bien de la main gauche serre encore un peu, mais très-peu de la main droite. Il ne peut ni déplacer, ni soutenir les membres de ce même côté. La sensibilité est intacte dans toutes ses variétés. Le pouls est à 72, la température axillaire est de 35°,1, et la température rectale de 36°,5.

La plaie, dont la direction générale est transversale, légèrement oblique en dedans et en avant, offre une longueur de 6 centimètres, du trou sus-orbitaire.

La dépression de la table interne du pariétal, qui est au moins de 1 centimètre et demi, fait décider que l'on aura recours immédiatement à la trépanation pour enlever les fragments enfoncés.

Les phénomènes suivants ont précédé l'opération : à 9 h. 45, P. 72 ; T. A. gauche 56° ; à 18 h. 14, P. 78 ; T. A. gauche 36°,2 ; T. A. droite 36°,6 ; deux nouveaux vomissements alimentaires, très peu abondants.

Le blessé répond aux questions peu nombreuses qui lui sont adressées (1).

Je n'ai publié cette observation que parce que, dans la discussion qui a suivi sa lecture, on a voulu y voir un exemple de trépanation guidée par les localisations. Or, M. Gosselin m'a dit qu'il n'a agi que suivant les règles et n'a appliqué la couronne qu'avec les indications données par la lésion locale et non par les symptômes.

Observation VIII.

Application de trépan, suivie de succès, dans un cas d'accidents céré-braux graves produits par un coup de feu à la région temporale gauche (2).

Le sujet est un jeune homme de 18 ans qui, le 18 juillet 1874, fut atteint d'un coup de feu dans la région mastoïdienne. La balle emporta le lobule de l'oreille, et laboura les chairs de manière à faire une plaie oblique de 8 centimètres environ, étendu jusque vers le milieu de la portion écailleuse du temporal.

Le blessé put parcourir à pied la distance de deux à trois kilomètres qui le séparait de sa demeure. A peine rentré chez lui, il tomba dans un état de prostration complète, avec période comateuse qui dura jusqu'au 26 juillet.

Pendant toute cette période, il se manifesta des secousses convulsives beaucoup plus marquées à droite qu'à gauche, et une paralysie du releveur de la paupière supérieure gauche.

(1) Bulletin de la Société anatomique, décembre 1876, page 705, 4ᵉ série, t. I.

(2) Société de chirurgie, 26 janvier 1875.

Observation du docteur Marvaud, médecin-major des hôpitaux en Algérie, communiquée par M. Maurice Perrin.

Au bout de huit jours environ, le blessé avait recouvré l'usage de ses sens ; l'intelligence était revenue eu grande partie, mais il était survenu une paralysie complète du côté droit, à la face et aux membres, comprenant la motricité et toutes les sensibilités.

En outre, la paralysie du moteur oculaire commun gauche persistait, manifestée par la chute de la paupière, la dilatation et l'immobilité de la pupille. Il y avait aussi paralysie du glosso-pharyngien ayant produit une dysphagie complète, paralysie de l'hypoglosse avec impossibilité de projeter la langue en avant ; enfin, aphasie incomplète et d'une espèce particulière, car le blessé pouvait émettre des lambeaux de phrase qui variaient d'un moment à l'autre, et avec lesquels il répondait indifféremment à toutes les questions qui lu étaient adressées.

M. le Dr Marvaud, appelé auprès du blessé huit jours environ après l'accident, constata l'existence d'une simple félure osseuse, sans enfoncement, et se décida à pratiquer la trépanation. Une couronne de trépan fut appliquée au-dessus de la félure, en un point correspondant à peu près à sa partie moyenne. Ayant trouvé la dure-mère intacte, il s'abstint d'aller plus avant.

Le lendemain il appliqua une deuxième couronne de trépan, cette fois au-dessous de la félure et un peu en avant de la première. Puis il fit sauter le pont osseux intermédiaire aux deux couronnes. Il reconnut alors entre le crâne et la dure-mère, en avant du point d'application de la deuxième couronne, la présence de trois esquilles dont il fit immédiatement l'extraction. Aussitôt, et avant même que le chirurgien eût quitté la salle d'opération, la paralysie du bras droit et du moteur oculaire commun gauche cessa. Les autres phénomènes paralytiques et l'aphasie disparurent également les jours suivants. Au bout de trois mois le malade quittait l'hôpital, complètement guéri.

M. Marvaud n'a pas songé aux localisations pour savoir où il devait appliquer la couronne de trépan ; il a été, je crois, plus sûr pour lui et pour le malade de ne se fier qu'aux préceptes anciens et aux règles de la chirurgie. S'il avait voulu faire usage des localisations, il aurait dû, alors qu'il avait des mouvements convulsifs, surtout dans les membres inférieurs, trépaner, d'après la théorie des centres moteurs, au niveau du sommet de la scissure de Sylvius, à 5 centimètres environ en arrière du bregma.

Comme, quelques jours après il y avait aphasie, il aurait

fallu trépaner au niveau de la troisième circonvolution frontale gauche, sur l'angle antéro-inférieur du temporal.

Il y aurait eu lieu aussi de se préoccuper du pli courbe du côté droit au moment où il y avait la lésion de l'œil gauche, ce qui aurait fait au malade une série d'opérations inutiles, puisqu'en opérant simplement au niveau du foyer de la fracture il a complètement guéri.

OBSERVATION IX.

Fracture du frontal produite par un éclat de meule ; consolidation ; abcès tardif du cerveau ; mort ; autopsie. Par M. Albert Bergeron, interne des hôpitaux.

Le 3 juin 1872, R... L..., âgé de 20 ans, aiguiseur dans la maison Charrière, fut frappé à la région frontale par un éclat de meule, qui, violemment projeté par une force centrifuge, lui fit une plaie verticale de 8 centimètres de largeur sur 1 centimètre de profondeur, occupant à peu près le milieu du front.

Renversé par le choc, mais sans avoir perdu connaissance, il est amené à l'hôpital des Cliniques dans le service de M. Broca.

Le malade ne présente comme signes généraux qu'un peu d'agitation et de céphalalgie. Le pouls est lent à 50 pulsations. On ne constate aucun trouble du côté de l'intelligence.

On note une dilatation de la pupille plus prononcée du côté gauche que du côté droit, et plus tard, on a su qu'au moment de l'accident le malade s'était plaint d'avoir perdu la vue ; qu'à l'examen des yeux on avait reconnu l'intégrité de l'œil droit, mais avec une diminution notable dans l'acuité visuelle de l'œil gauche. Ce symptôme fut du reste passager. Il n'en restait aucun vestige, une heure après l'accident, si ce n'est cette dilatation pupillaire que je viens de relater.

En examinant la plaie, on vit que le frontal était fracturé et que profondément se trouvait une espèce de gouttière formée par deux fragments osseux repoussés vers la cavité crânienne.

En présence d'un tel état de choses, M. Broca s'abstient d'intervenir pour relever les fragments.

La plaie, d'ailleurs, marcha régulièrement vers la cicatrisation et pendant un mois rien ne se produisit d'anormal. La lenteur du pouls persistait, mais le blessé mangeait avec appétit et n'était son caractère sombre, violent, irascible qui du reste lui était habituel, il allait rapidement entrer dans la période de convalescence. On pensait même

déjà à l'envoyer à Vincennes lorsque, le 6 juillet, il se plaignit vive-
ment d'une douleur fixe au niveau de la nuque, et dont il attribuait
l'origine à une secousse de la tête que lui avait imprimée un infir-
mier quelques jours auparavant.

On fit peu d'attention à ces plaintes, habitué que l'on était à ne le
voir content d'aucun des soins qu'on lui donnait, et à l'entendre se
plaindre de tous ceux qui l'approchaient. Son caractère, du reste,
devint plus emporté et plus irascible que jamais, et c'était par des
menaces qu'il recevait quiconque s'approchait de son lit.

C'est dans cet état que de nouveau tout un mois se passa. Il continuait à bien manger, se levait, se promenait dans les salles ou au
jardin ; la plaie présentait un bon aspect et se fermait tous les jours
davantage.

Vers la fin du mois de juillet, M. Broca remit son service à
M. Polaillon.

Le 4 août, à neuf heures du soir, sans qu'il survînt rien d'anormal, le malade fut pris d'un frisson violent qui dura une heure et
demie.

Le 5. A la visite du matin, sa face était pâle et altérée, les yeux
excavés, les traits tirés. Un frisson moins violent que celui de la
veille le prit à onze heures. Ces frissons se répétèrent plusieurs jours
de suite, à des intervalles irréguliers.

Le 6. La céphalalgie persiste et la douleur siége toujours à la nuque. Vomissements, constipation. Comme température 39°,6, comme
pulsations 42.

La première idée qui se présente est celle d'un érysipèle. Mais elle
est bientôt abandonnée, car la plaie est en bon état, presque cicatrisée, et les ganglions des régions voisines sont indemnes.

Quant à faire de l'état du malade un début d'infection purulente,
il faut y renoncer, car on ne trouve pas ici de ces grands frissons,
cette teinte ictérique de la peau et des sclérotiques, ni cet amaigris-
sement si rapide propre aux individus en proie à la septicémie.

C'est alors que par voie d'exclusion, M. Polaillon s'arrête à l'idée
d'une méningo-encéphalite tardive devenue suppurative depuis
quelques jours ; et comme la plaie a toujours conservé un bon aspect, comme ses bords ne sont ni décollés ni tuméfiés, il est évident
que la suppuration ne s'est pas formée au contact des os, ni entre eux
et la dure-mère.

Les jours suivants, les vomissements, la constipation, la lenteur
du pouls persistèrent ainsi que la céphalalgie occipitale. Le ventre
se rétracta. Le malade devient encore plus taciturne, mais ne présente ni agitation ni délire. Il ne se produit pas non plus de convulsions ni de contracture.

Les frissons se renouvelaient de temps en temps, irréguliers, courts, moins fréquents, indiquant nettement que l'encéphalite continuait sa marche suppurative et qu'un abcès du cerveau se formait. On pensa à appliquer le trépan.

Mais où trépaner ? En quel point précis appliquer la couronne de l'instrument ?...

On n avait, en effet, aucun signe pour indiquer que l'abcès avait son siége dans l'hémisphère droit plutôt que dans l'hémisphère gauche.

Le malade avait conservé toute son intelligence. Il marchait sans hésitation, parlait sans aucun embarras, et l'on n'avait à invoquer ni trouble de la vue, ni altération de l'ouïe, ni paralysie d'un des nerfs crâniens, toutes choses qui eussent pu mettre sur la voie.

Il n'y aurait eu, rationnellement, que la *dilatation persistante de la pupille gauche*. Mais cette dilatation avait été contractée dès le début, au moment même de l'accident, et dès lors ce signe perdait toute sa valeur au point de vue de l'abcès du cerveau.

De plus, si on interrogeait la sensation de douleur, on trouvait que la région indiquée par le malade comme étant le siége existant de la douleur occupait non pas le voisinage de la blessure, mais la nuque.

M. Polaillon, dans cet état de choses, préféra attendre l'arrivée de quelques troubles fonctionnels qui pussent fournir une opinion plus précise sur le siége de l'abcès.

Le 12. La motilité et la sensibilité sont toujours intactes. Les frissons et les vomissements ont cessé depuis deux jours. Le pouls est toujours lent (43 puls.).

Le blessé semble aller mieux. Mais l'inappétence, la constipation persistent, et il survient une sorte d'*hébétude* qui le laisse indifférent à ce qui se passe autour de lui. Son intelligence est cependant conservée ; car si on l'interroge il répond sensément, quoique avec une grande lenteur.

Le 18. Somnolence, délire tranquille la nuit. Il fait sous lui.

Le 20. La face est rouge, congestionnée. La bouche est sèche. La langue et les dents ssnt couvertes de fuliginosités.

Il n'y a ni hémiplégie, ni paraplégie, ni paralysie d'aucun nerf.

Le 21. Coma ; mort le soir, à dix heures.

Autopsie pratiquée 36 heures après la mort.

Plaie extérieure complètement cicatrisée.

Les fragments enfoncés sont réunis au frontal par un *cal ossifié*. Dans deux points seulement, du reste très-limités, l'ossification n'est pas encore achevée. La dure-mère est intacte. Pas de pus dans la cavité arachnoïdienne. Au niveau de la base du crâne et en particulier dans les fosses sphénoïdales, la face interne de la dure-mère présente une coloration d'un jaune rougeâtre dû vraisemblablement à un épanchement de sang formé au moment de l'accident et actuellement résorbé. L'arachnoïde et la pie-mère sont épaissies à la face supérieure des hémisphères cérébraux, principalement au niveau des lobes frontaux.

Quand on cherche à enlever les membranes, on trouve avec elles une couche de matière cérébrale qui leur est adhérente. Il y a de la méningite diffuse.

Le lobe frontal droit est diminué par suite de la compression qu'exerce sur lui le lobe frontal gauche tuméfié.

Les circonvolutions de ce lobe gauche sont élargies, aplaties et comme effacées.

La couche extérieure de substance grise est ramollie ; elle se laisse entraîner par un fil d'eau.

En grattant avec le dos d'un scalpel la matière cérébrale sur la périphérie de la corne frontale gauche, on met à nu la paroi d'un kiste parfaitement fluctuant. Une incision donne issue à 80 grammes d'un pus verdâtre, très-épais ; la paroi de l'abcès est formée par une membrane bien organisée.

L'abcès a le volume d'une petite orange ; il occupe le centre du lobe frontal gauche, dont les circonvolutions ont été refoulées excentriquement.

Le reste du cerveau est sain et les circonvolutions de l'insula sont intactes.

On ne trouve rien dans les autres organes.

Réflexion. — Ce fait vient donc, après beaucoup d'autres, démontrer une fois de plus : — 1º qu'une formation pathologique très-étendue peut se développer dans l'un des lobes du cerveau, sans que pour cela la sensibilité, la motilité et l'intelligence en soient altérées. — 2º Un abcès volumineux développé à gauche dans le lobe frontal n'entraîne avec lui aucun trouble de la parole, du moment où les circonvolutions de l'insula sont intactes.

OBSERVATION X (inédite).

Fracture sous-périostée de la voûte crânienne avec épanchements san-
guins multiples. — Charité. Service de M. le professeur Gosselin. Obs.
recueillies par M. Reynier, interne du service.

Le 10 juillet 1875 entrait dans le service de M. Gosselin, une femme
âgée de 72 ans qui, en passant près d'une maison en démolition, avait
reçu sur la tête une pierre assez volumineuse. Sous le coup, elle
tomba sans connaissance. Elle fut portée à l'hôpital.

Quand l'interne de garde, M. Davaine, l'examina, elle était revenue à elle ; elle répondait bien aux questions qu'on lui adressait,
peut-être un peu plus lentement. On ne notait rien autre dans son
état général.

A l'endroit où la pierre avait frappé, à la partie antéro-supérieure
de la région pariétale droite, on voyait une plaie contuse, assez profonde, saignant beaucoup.

On fit un pansement avec de l'amadou et de la charpie pour y ar-
rêter l'hémorrhagie, et on put ainsi y parvenir.

Avant de panser la malade, M. Davaine avait mis son doigt dans la
plaie, mais il n'avait pu constater ni dénudation ni enfoncement.

Le 11. Le lendemain, à la visite, la plaie n'ayant pas saigné,
M. Gosselin ne jugea pas utile de la dépanser, et attendit pour cela
au jour suivant.

Le pouls était un peu fréquent. 90 pulsations, mais la malade
avait de la tendance à l'assoupissement et on notait une lenteur
très-marquée dans ses réponses qui, du reste, étaient justes. Cette
lenteur dans les réponses et cet assoupissement firent porter à
M. Gosselin le diagnostic de soupçon de fracture du crâne.

Le 12. La malade était encore plus assoupie que la veille ; on ne
pouvait la tirer qu'avec peine de son état d'assoupissement pour lui
faire répondre aux questions qu'on lui adressait. Ces réponses
étaient toujours lentes. Il n'y avait pas de délire.

Du côté de la jambe gauche, il y avait peut-être un peu d'hemianes-
thésie ; mais c'était peu marqué et difficile à bien constater, vu l'état
dans lequel se trouvait la malade.

Pouls 95. Température 37°,9.

On enlève le pansement ; M. Gosselin mit le doigt dans la plaie et
même un stylet, et ne put trouver *ni enfoncement ni dénudation de
l'os.*

Pansement à l'alcool.

Le soir. Même état.

Le 13. Toute la nuit, la malade avait été agitée et avait même eu un peu de délire. Vers quatre heures du matin, elle avait été prise d'attaques épileptiformes ; ces attaques se répétaient toutes les cinq minutes et avaient le caractère sub intrant. A la visite, la malade, qui avait eu une rémission d'une heure, était reprise des mêmes attaques, et nous pûmes constater qu'elles étaient *unilatérales*.

Tandis que le bras broit et la jambe du même côté n'éprouvaient rien de particulier, le bras gauche et la jambe gauche étaient secoués par des convulsions cloniques et toniques ; le bras étant fléchi à angle droit sur la poitrine, le pouce recouvert par les autres doigts, la jambe étant en rotation en dedans ; les convulsions duraient une minute, puis il y avait une période de résolution, avec ronflement, identiques à celui qui succède aux véritables attaques épileptiques, puis les convulsions revenaient immédiatement après cette période de rémission très-courte, qui ne duraient que une ou deux minutes au plus. Pendant la période convulsive, les yeux étaient tournés du côté gauche, les muscles de la face du même côté étaient contracturés ; cette contracture s'accompagnait de petites secousses.

Le pouls était petit, irrégulier ; des pulsations manquaient.

Le diagnostic de méningo-encéphalite fut porté.

Soir. Même état : les convulsions épileptiformes continuaient. Dans la journée, les rémissions avaient été très-courtes.

Le 14. La malade est morte dans la nuit, à trois heures du matin.

Autopsie. — Dans le tissu cellulaire sous-cutané depuis la région frontale, on constate un épanchement considérable de sang infiltré dans les mailles de ce tissu. Le périoste était conservé et recouvrait complètement la surface osseuse. Au-dessous, il y avait un enfoncement de l'os pariétal droit, en arrière de la suture fronto-pariétale, à 1 centim. de la suture interpariétale ; l'enfoncement empiétait en avant sur la suture fronto-pariétale, et de sa partie antérieure partait deux traits linéaires de fracture qui allaient de chaque côté de l'épine nasale et arrivaient, en contournant l'arcade orbitaire, sur la lame criblée de l'ethmoïde, qui du côté droit était divisée. Entre les fragments osseux et le périoste se trouvait l'épanchement sanguin, ce qui, vu la conservation du périoste, expliquait que pendant la vie le doigt mis dans la plaie ne sentait ni enfoncement ni dénudation.

La calotte crânienne enlevée par un trait de scie, on voyait entre la dure-mère et la surface osseuse une collection de sang liquide mélangé à quelques caillots noirs et qui avait décollé la membrane des os. Le sang enlevé, on voyait que l'artère méningée moyenne se

trouvait comprise entre les fragments de la fracture, et que probablement c'était elle qui avait donné lieu à l'hémorrhagie. Pour nous
en assurer, nous poussâmes une injection d'eau dans l'artère et, en
effet, l'eau sortit du vaisseau au niveau de la fracture.

Au-dessous de la dure-mère on trouvait du sang étendu en nappe,
infiltrant les mailles du tissu arachnoïdien, ayant pénétré par imbi-
bition la pie-mère, et s'étendant jusque sous la face inférieure du
premier caillot; il y avait là des caillots mal formés qui donnaient à cette collection sanguine l'aspect d'une gelée de groseille
mal prise.

Le sang était séparé de l'épanchement sanguin sous-crânien par
la dure-mère, qui présentait un orifice déchiqueté, pouvant per-
mettre l'introduction d'une sonde uréthrale métallique; de sorte que
l'épanchement sous-méningé communiquait avec l'épanchement sus-
méningé et provenait évidemment de la même cause. Quant à la déchirure de la dure-mère, elle s'expliquait par ce fait qu'elle correspondait à l'angle que formaient à la face interne du pariétal les
fragments osseux dont nous avons noté l'enfoncement à la face
externe. Le relief qu'ils formaient était d'ailleurs fort peu prononcé
et avait au plus la hauteur de 2 a 3 millim. Nulle part il n'y avait
trace bien manifeste de méningite.

On enlève alors le cerveau et on s'aperçoit tout d'abord que du
côté droit le lobe frontal était plus volumineux que du côté opposé
et qu'il donnait une sensation remarquable de fluctuation aux doigts
qui le touchaient.

A partir du pied des première et deuxième circonvolutions frontales, on notait une ecchymose au-dessus de la pie-mère, occupant
ces deux circonvolutions ainsi que la partie supérieure de la troisième.

Ayant incisé le lobe frontal, on trouve un vaste foyer hémorra-
gique séparé de la pie-mère par une couche très-mince de substance cérébrale, ramollie et infiltrée de sang. Ce foyer s'étendait
sous les circonvolution frontales première, deuxième et troisième,
et en arrière jusqu'au niveau d'une coupe passant par le bord antérieur de la circonvolution frontale ascendante.

L'endroit le plus ramolli et le plus malade de la substance cérébrale correspondait aux pieds des deux circonvolutions frontales,
première et deuxième, et précisement au niveau de la déchirure de
a dure-mère et de l'angle de l'enfoncement osseux.

Le sang contenu dans cette cavité était liquide presque sans
caillots.

Dans l'autre hémisphère cérébral, rien de particulier à noter.

Les artères de cette femme étaient athéromateuses, ce dont nous

nous sommes assuré en examinant les artères du cerveau et l'artère radiale.

Il n'y avait pas d'ecchymose sous-conjonctivale.

Cette observation me semble présenter un grand intérêt à plusieurs point de vue.

Voici une femme qui, après avoir reçu une pierre sur la tête, n'a pas d'accidents immédiats. Nous aurions pu dire avec les auteurs anciens, alors que nous avons pu trouver des symptômes de lésion, que nous nous trouvions en présence d'une compression du cerveau et, suivant les conseils qu'ils donnaient dans leurs traités classiques, nous aurions trépané.

Que nous serait-il arrivé ? Nous aurions bien pu vider le foyer hémorrhagique, croire même pendant un instant que notre diagnostic de lésions dues à une compression du cerveau était juste, mais notre certitude aurait été de peu de durée, car nous aurions vu tous les symptômes persister, devenir même de plus en plus graves, ce qui nous autorise à dire que même, dans les cas où la lésion du cerveau nous donne la certitude d'un épanchement, nous ne pouvons pas avoir la certitude de voir notre intervention nous donner un heureux résultat.

De plus, nous trouvons encore dans cette observation qu'une lésion cérébrale très-étendue peut exister sans donner pour cela aucun trouble de la motilité, ce qui est une preuve de plus pour confirmer combien sont exactes les idées émises par M. Brown-Séquard.

Même dans le cas où nous aurions eu des troubles de localisation et où nous aurions pu reconnaître la lésion, à quoi nous eût servi le trépan ? A rien, il me semble, car la lésion était très-étendue et on aurait osé assez difficilement inciser l'écorce cérébrale dans une étendue aussi grande.

Me voilà arrivé à la fin de mon travail ; les quelques réflexions dont j'ai fait suivre chaque observation rendent inutiles, je crois, des conclusions générales.

Les notions de localisation présentent un intérêt très-grand
pour la chirurgie, mais je crois que les matériaux fournis jusqu'à ce jour ne sont pas encore établis sur des faits absolument
prouvés.

« ..... Je résume ma pensée sur ce point en disant qne les vues
physiologiques nouvelles seront des auxiliaires pour le diagnostic et l'interprétation des symptômes fonctionnels, mais ne seront
que très-exceptionnellement des adjuvants pour la thérapeutique,
et, si je me suis fait bien comprendre, cela tient à ce que le trépan doit être considéré comme une opération bien plus utile
pour prévenir la septicémie et la rétention du pus dans l'inté-
rieur du crâne que pour remédier aux lésions de l'encéphale par
des fragments osseux ou par d'autres corps vulnérants. Dans
l'état actuel de la chirurgie, du moins, nous sommes sûrs de ce
que nous faisons et voulons, quand nous avons pour but de satisfaire à la première de ces indications. Nous ne le savons pas
ou le savons mal, quand nous avons la prétention de satisfaire à
la seconde (1). »

(1) Gosselin. Rapport à l'Académie de médecine, loc. cit.

A. PARENT, imprimeur de la Faculté de Médecine, rue Mr-le-Prince, 31.

www.ingramcontent.com/pod-product-compliance
Ingram Content Group UK Ltd.
Pitfield, Milton Keynes, MK11 3LW, UK
UKHW021654090726
13657UKWH00004B/1969